Tratamiento de la cefalea tensional y migraña con auriculoterapia

María Isabel Mayordomo Giner

Dra. en Farmacia

auriculoterapeuta

Colección:

Monografías de Auriculoterapia

Materiales didácticos del centro IMG

Reservados todos los derechos

ISBN: 9798712732258

Depósito legal: OU 46-2021

Copyright © 2021 María Isabel Mayordomo Giner

Editado por Amazon año 2021

Centro IMG
www.centroimg.es
Casasoá, 10
32703 Maceda
Orense (España)

CONTENIDO

1 Introducción — 1
2 Cefalea tensional — 3
3 Migraña — 7
4 Explicación y localización de los puntos — 17
5 Otras publicaciones de María Isabel Mayordomo — 45

1 INTRODUCCIÓN

La auriculoterapia es un método natural que sirve para revertir las cefaleas tensionales y migrañas. La auriculoterapia utiliza los propios recursos del organismo para restablecer su equilibrio y armonía. Y actúa tanto a nivel físico como emocional.

En este cuaderno explicamos los protocolos para la cefalea tensional y migraña. Al final del mismo se encuentra la explicación de todos los puntos que aparecen en los protocolos.

El dolor de cabeza es una manifestación frecuente de desarmonía o desequilibrio, bien de nuestro organismo como de nuestra psique y emociones, o del conjunto de todo ello.

Si bien la auriculoterapia es muy eficaz para paliar las cefaleas y migrañas, siempre hemos de saber nuestros límites. El dolor es una señal de alarma de nuestro cuerpo, indica que hay un desequilibrio o quizás un problema mayor. Por lo tanto hay que remitir al médico de urgencia cuando nos encontramos antes estos síntomas:

- Dolor de cabeza intenso y repentino
- Dolor de cabeza y fiebre, rigidez en el cuello, convulsiones, calambres, debilidad, entumecimiento
- Dolor de cabeza tras una lesión en la cabeza, especialmente, si el dolor empeora
- Dolor de cabeza acompañado de pérdida del habla, visión, audición o capacidad de movimiento. O bien visión doble
- Dolor de cabeza y confusión mental o bien cambio de personalidad

- Aunque se tengan antecedentes de dolores de cabeza, sin estar asociados a problemas mayores, hay que acudir al médico si el patrón de estos cambia En ocasiones, los dolores de cabeza pueden indicar una afección grave, como un tumor cerebral o la rotura de un vaso sanguíneo debilitado (aneurisma).

Las causas que pueden originar dolor de cabeza son múltiples: estrés, tensión, aire enrarecido, insuficiente descanso durante el sueño, ansiedad, exceso de medicamentos, hambre, hipersensibilidad a ciertos alimentos (por ejemplo, vino tinto, alcohol, chocolate, aditivos químicos, azúcar...) insuficiente ejercicio, deshidratación, tensión muscular, problemas de vista, infección sinusal, tensión en la articulación temporomandibular (bruxismo), estreñimiento, excesiva o insuficiente presión sanguínea a nivel cerebral, meningitis, conmoción cerebral, golpe, entre otras causas.

El éxito del tratamiento del dolor de cabeza consiste en lograr la analgesia y en conseguir que la cefalea no vuelva o disminuya la frecuencia con la que aparece. Para lograr esto hemos de desarrollar protocolos de auriculoterapia completos. Y, tratamientos cuya duración vaya más allá de lograr una analgesia puntual. Además, probablemente será necesario que el cliente realice algunos cambios en su estilo de vida que le ayudarán a librarse del dolor de cabeza. Es conveniente acompañar la auriculoterapia con indicaciones que refuercen los resultados y ayuden a evitar la nueva aparición de cefaleas. Por ejemplo, el mejorar la postura corporal (concretamente columna vertebral y hombros), el aprender a relajarse, mejorar los hábitos alimenticios (que alivien problemas digestivos, estreñimiento...) o mejorar la higiene del sueño.

Las personas que sufren de frecuentes cefaleas suelen tomar repetitivamente analgésicos y esto puede provocar más dolor de cabeza. La toma repetitiva de analgésicos puede provocar síndrome de abstinencia provocando de nuevo cefaleas y de esta manera se entra en un círculo vicioso. Por lo que deberemos intentar reducir paulatinamente la toma de analgésicos, a medida que vamos avanzando en el tratamiento.

Sobre este tema tenemos una serie de vídeos en nuestro canal de Youtube Centro IMG:

2 CEFALEA TENSIONAL

La cefalea tensional es el dolor de cabeza primario más común. Un dolor de cabeza primario significa que el dolor no es causado por una lesión o trastorno subyacente. Un dolor de cabeza tensional es generalmente un dolor difuso, de leve a moderado y continuo. Cuando se sufre una cefalea por tensión se siente como si una banda alrededor de la cabeza estuviera apretando, puesto que se siente una sensación de tensión o presión en la frente, en los laterales y la en a región occipital de la cabeza. E incluso se puede sentir molestia o dolor al palpar el cuero cabelludo, el cuello y los hombros.

Se distingue dos tipos de dolores de cabeza tensionales: dolores de cabeza tensionales episódicos y dolores de cabeza tensionales crónicos. Se considera que una cefalea tensional es crónica cuando se presenta quince días o más al mes, durante tres meses.

2.1. Causas de cefalea tensional

Las cefaleas tensionales ocurren cuando los músculos del hombro, cuello y cabeza se tensionan o se contraen. De manera que si realizamos una actividad que obligue a la cabeza a mantener una sola posición durante mucho tiempo sin moverse puede ocasionar dolor de cabeza. También el dormir en una habitación fría o con el cuello en mala posición puede desencadenar este tipo de dolor de cabeza. Sin embargo, esta no es la única causa. La cefalea tensional también puede deberse a una sensibilidad exacerbada al dolor, que se puede manifestar con una mayor sensación de dolor al palpar los músculos.

Además, hemos de tener en cuenta otros factores que favorecen la aparición de cefaleas tensionales:

- Estrés físico o emocional. El estrés emocional es uno de los principales detonantes de la cefalea tensional
- Consumo de alcohol
- Cafeína (demasiada o abstinencia de esta)
- Tensión ocular
- Sinusitis
- Bruxismo o rechinamiento de los dientes

2.2 Tratamiento de la cefalea tensional con auriculoterapia

La auriculoterapia es un tratamiento eficaz de la cefalea tensional, puesto que tiene capacidad analgésica. Además, tiene la capacidad de equilibrar el estado emocional y de relajar la musculatura.

2.2.1 Puntos a considerar en un protocolo de tratamiento de cefalea tensional:

1. Occipucio
2. Frente
3. Temporal
4. Cerebro
5. Punto tálamo
6. Punto Simpático
7. Shenmen
8. Maestro cerebral
9. Punto tranquilizador (Valium)
10. Omoplato
11. Maestro del hombro
12. Articulación del hombro
13. Cuello/Región cervical
14. Relajación muscular

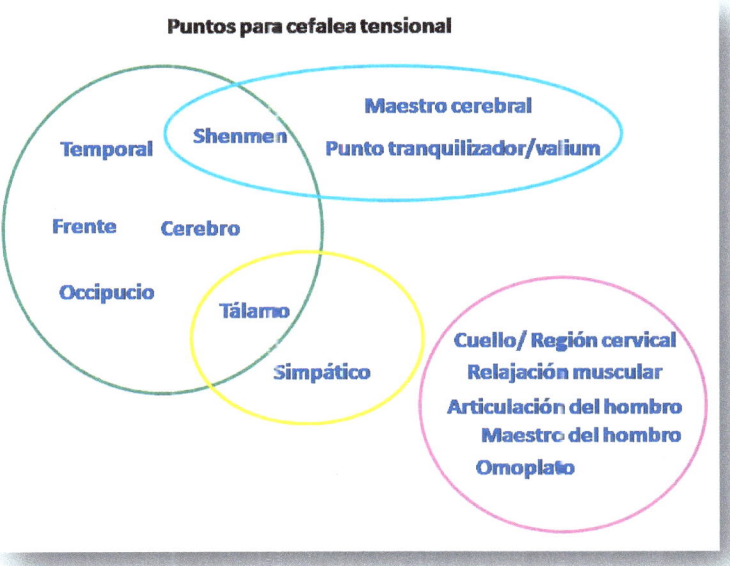

Los puntos del conjunto verde tienen carácter analgésico.

Los puntos del conjunto amarillo tienen capacidad equilibradora del sistema nervioso

Los puntos del conjunto azul actúan sobre el estado emocional

Los puntos del conjunto rosa sirven para relajar la musculatura del la región cervical, hombro y omoplato.

Los catorce puntos son excesivos para trabajarlos en una sesión. De manera que primero miraremos los puntos Shenmen y Tálamo (puesto que están en la intersección de dos conjuntos) y posteriormente iremos viendo los puntos más reactivos de cada conjunto.

2.2.2. Técnicas a utilizar para tratar la cefalea tensional

Dado que el dolor de cabeza hay que eliminarlo con rapidez, las técnicas más adecuadas son las agujas, electroestimulación transcutánea o bien el láser. De esta manera, realizamos un estímulo intenso y con efecto rápido. Estas mismas técnicas son útiles para equilibrar las emociones y relajar la musculatura de los hombros, cuello y cabeza.

Además, una vez finalizado el tratamiento con agujas, electroestimulación transcutánea o láser, éste se puede completar con semillas o bolitas (balines). Las semillas o bolitas se pueden colocar en los mismos puntos o en otros, según el efecto que deseemos lograr.

> **Número de estímulos:**
> - agujas o láser
>   - 6 puntos es adecuado
>   - máximo 9 puntos
>
> - electroestimulación transdérmica:
>   - 5 puntos es adecuado
>   - máximo 15 puntos

> **Número de estímulos:**
> - semillas y bolitas de acupresión:
>   - No hay máximo

2.3. Particularidades de la cefalea tensional

En ocasiones la cefalea tensional está relacionada con el tiempo atmosférico. En este caso deberemos trabajar el punto Tiempo atmosférico

Otras veces la cefalea está relacionada con estreñimiento. En estos casos deberemos tratar el estreñimiento. Para ello disponemos de los puntos: estreñimiento, Intestino grueso y Pulmón.

3 MIGRAÑA

La migraña es un tipo de dolor de cabeza recidivante, intenso, y generalmente hemicraneal y pulsátil. En general, el dolor de la migraña es más intenso que el dolor de las cefaleas tensionales.

El dolor de cabeza suele presentarse acompañado de nauseas y vómitos, y un malestar que empeora con la luz (fotofobia), los ruidos (fonofobia) o los olores (osmofobia). El dolor de cabeza empeora con la actividad física y mejora con el reposo. En menor medida pueden provocar irritabilidad, vértigos y mareos. Las crisis de migrañas pueden durar hasta 3 días.

La migraña tiene mayor prevalencia en mujeres que en varones y tiene tendencia a cronificarse, reapareciendo con determinada cadencia.

3.1. Causas de la migraña

Algunas de las causas que favorecen la reaparición más o menos frecuente de las crisis de migrañas son:

- **Edad**: En la infancia la migraña es poco frecuente y la prevalencia es igual en niños y niñas. A partir de la pubertad, debido a los cambios hormonales, la incidencia de migraña se incrementa considerablemente en las mujeres.
- **Hormonas:** La migraña suele empeorar con la ovulación y la menstruación, así como con la toma de anticonceptivos orales. El embarazo, sin embargo, suele mejorar transitoriamente la migraña y muchas mujeres mejoran extraordinariamente cuando desaparece la menstruación (menopausia).
- **Dieta**: en algunas personas hay una relación entre la ingesta de ciertos alimentos con los episodios de migraña. Entre los alimentos que actúan

como posible desencadenante se encuentran el alcohol (especialmente el vino tinto), la comida china (por su contenido en glutamato mososódico), los ahumados, chocolate, quesos curados, alimentos en escabeche, la col fermentada, los frutos secos, frutas como los cítricos, aguacate, frambuesas y plátanos, extractos de carne para caldo (pastillas), bebidas ricas en cafeína o edulcoradas con ciclamato, embutidos y carnes con nitratos.

La mayoría de los alimentos que favorecen la aparición de la migraña contienen determinadas aminas que forman parte de los alimento. Muchas de ellas son componentes que otorgan a los alimentos su sabor y aroma característicos. La tiramina, la feniletilamina y la histamina son aminas presentes en muchos alimentos. Las personas que padecen de migraña no son capaces de metabolizar estas sustancias con suficiente eficacia, por lo que éstas permanecen más tiempo de lo normal en el organismo y predisponen a sufrir un episodio de migraña.

Si es desaconsejable el exceso, también lo es el defecto. Así, el ayuno puede favorecer la aparición de migraña, por lo que es importante comer varias veces a lo largo del día y en horarios regulares.

- **Higiene del sueño**: mantener unos hábitos de sueño saludables, descansando las suficientes horas y con un horario constante, puede evitar un episodio de migraña.
- **Factores psíquicos:** en muchas ocasiones la migraña tiene un desencadenante de origen psíquico, como la depresión, estrés y ansiedad
- **Determinados medicamentos**, principalmente los inhibidores de la mono amino oxidasa IMAO
- **Trastornos respiratorios**, como la apnea del sueño

3.2. Tratamiento de la migraña con auriculoterapia

El tratamiento de la migraña es muy habitual para el auriculoterapeuta. Generalmente, las personas que acuden a nuestros centros están sufriendo migrañas durante años y han probado diversos tratamientos, generalmente con fármacos y en altas dosis. Y, sin embargo, no han hallado solución a la migraña.

El éxito de la auriculoterapia en el tratamiento de las migrañas es elevado. Si bien hemos de distinguir el tratamiento durante la crisis de migraña y el tratamiento entre crisis.

Tras realizar un tratamiento contra las migrañas es recomendable que el individuo se tumbe en la oscuridad, en una habitación silenciosa hasta que el dolor comience a desaparecer. Favorece mucho el resultado que pueda dormir un buen rato.

3.2.1. Tratamiento durante una crisis de migraña

Antes de realizar el tratamiento, como siempre, hemos de recabar información para averiguar el origen de la migraña, así como el tiempo que la sufre y la frecuencia con que aparece.

Los puntos que vamos a considerar son los siguientes:

1. Nervio occipital menor
2. Temporal
3. Cerebro
4. Ansiedad
5. Ápice de la oreja
6. Tálamo
7. Maestro Sensorial
8. Shenmen
9. Nervio Vago
10. Estómago
11. Riñón
12. Punto cero
13. Cuello o región cervical
14. Relajación muscular

En total son catorce puntos. No se debe estimular todos ellos en una sesión. Lo correcto es elegir los puntos más adecuados. Siempre hemos de cumplir la siguiente máxima:

"El mejor protocolo es el que es eficaz con el mínimo número de puntos posible"

En el siguiente esquema agrupamos los puntos en conjuntos, según sus funciones:

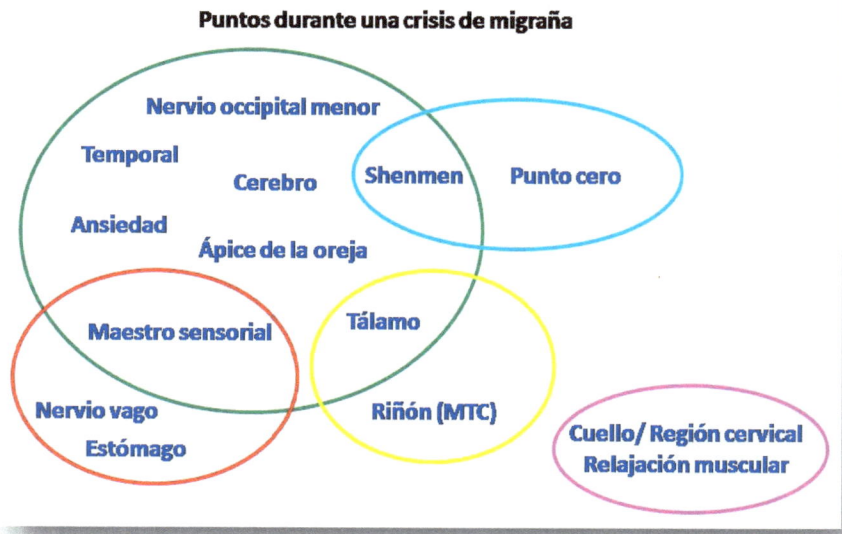

Hemos de escoger los puntos adecuados para cada persona y los evaluaremos en cada sesión. ¿Cómo escogemos los puntos? ¿Con qué criterio? Evidentemente, hemos de escoger algún punto con actividad analgésica. De manera que nos fijaremos en los ocho puntos del conjunto verde: temporal, cerebro, nervio occipital menor, Shenmen, ansiedad, ápice de la oreja, tálamo, maestro sensorial. De todos ellos, primero nos fijaremos en los que se encuentran en la intersección con otros conjuntos, pues aportan más utilidad al tratamiento. Estos puntos son: Shenmen, tálamo y maestro sensorial.

Tendremos en cuenta los puntos con capacidad de reducir las nauseas y los que relajan la musculatura según de los síntomas. Para reducir las nauseas y vómitos contamos con los tres puntos del conjunto rojo: maestro sensorial, Estómago (MTC) y nervio vago. Y contamos con los puntos el conjunto rosa para relajar la musculatura del cuello: cuello/región cervical y relajación muscular.

Es conveniente también equilibrar y armonizar el sistema nervioso. Para ello disponemos de los puntos del conjunto amarillo: Tálamo y Riñón (MTC).

Finalmente, tenemos el conjunto azul formado por los puntos Shenmen y Punto Cero. Estos puntos tienen la virtud de reforzar el efecto global de todos los puntos que estimulamos en la sesión.

Como hemos comentado anteriormente, no se estimularán todos los puntos en una misma sesión. En primer lugar habremos de determinar qué es lo que exactamente queremos tratar en la sesión (cefalea, nauseas, agarrotamiento cervical,....). Escogeremos inicialmente los que se encuentren en la intersección de los conjuntos pues aportan más beneficios que el resto. Y completaremos con el resto de puntos que consideremos necesarios. Siempre examinaremos su reactividad con el palpador manual o el detector eléctrico de puntos. Es posible que algún punto nos interese mucho por su función y no de señal como punto reactivo. En este caso, yo recomiendo estimularlo. Siempre y cuando no haya un punto de semejante función que sea reactivo.

Las mejores técnicas de auriculoterapia para tratar una crisis de migraña son:

- microsangradura: ápice de la oreja. En el caso de un dolor muy intenso. Con esto se aliviará rápidamente el dolor.
- Agujas
- Láser
- Electroestimulación transcutánea

Número de estímulos:

• agujas o láser
- 6 puntos es adecuado
- máximo 9 puntos

• electroestimulación transdérmica:
- 5 puntos es adecuado
- máximo 15 puntos

Una vez se ha realizado el tratamiento conviene dejar dormir al menos un par de horas para que se reponga. Tras el tratamiento sentirá alivio. Pero, realmente, el efecto del tratamiento se nota al cabo de un par de horas y se recomienda que duerma durante ese tiempo.

3.2.2. Tratamiento entre crisis de migraña

Con el tratamiento de auriculoterapia entre crisis de migraña podemos reducir la intensidad álgica de los nuevos episodios de migraña. Y también podemos espaciar la aparición de las crisis. El mayor éxito es conseguir que no se produzcan más.

En los periodos entre episodios de migraña no necesitamos efecto analgésico, sino que hemos de equilibrar y armonizar el cuerpo y la psique para conseguir los objetivos citados en el párrafo anterior.

Los puntos a considerar son:

1. Temporal
2. Frente
3. Cerebro
4. Nervio occipital menor
5. Tálamo
6. Riñón
7. Simpático
8. Shenmen
9. Punto cero
10. Maestro cerebral
11. Agresividad
12. Hígado-frustración

Al igual que hemos comentado en el apartado anterior, no hemos de estimular todos los puntos. Sino que hemos de seleccionar los más interesantes y más reactivos.

A continuación se muestra la ilustración en la que se agrupan los puntos en función de sus actividades. Apareciendo en la intersección de los conjuntos aquellos puntos que comparten funciones. Y, por lo tanto, estos puntos de la intersección serán los primeros a considerar.

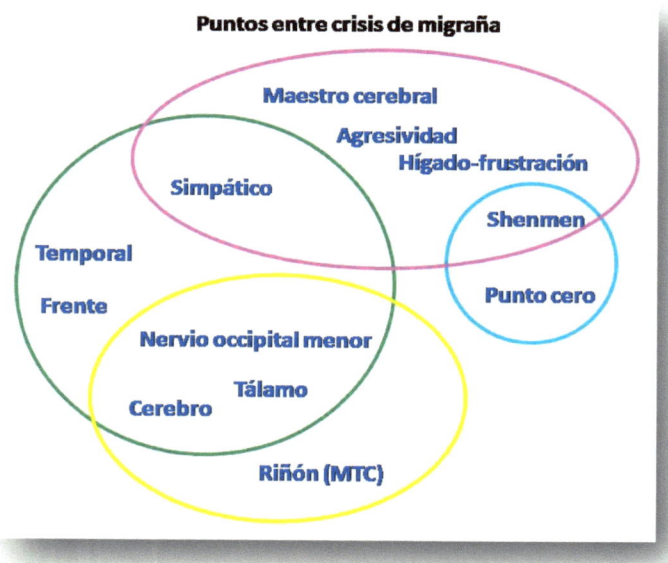

En el conjunto verde se encuentran los puntos con funciones relacionadas con la actividad del sistema nervioso.

El conjunto amarillo está formado por los puntos que regulan el equilibrio y homeostasis del sistema nervioso.

El conjunto rosa engloba los puntos que trabajan sobre nuestro aspecto emocional o están relacionados con el mismo.

El conjunto azul, está formado por dos puntos cuya característica común es su capacidad de potenciar el efecto del resto de los puntos del protocolo.

Las técnicas de auriculoterapia para tratar la migraña entre crisis son:

- Semillas o balines (bolitas)

Número de estímulos:
- semillas y bolitas de acupresión:
  - No hay máximo

Puesto que lo que pretendemos es una estabilización y reequilibrio de nuestro organismo y psique. Si bien, podemos trabajar algún punto con:
- Agujas
- Láser
- Electroestimulación transcutánea

Número de estímulos:
- agujas o láser
  - 5 puntos es adecuado
  - máximo 9 puntos

- electroestimulación transdérmica:
  - 5 puntos es adecuado
  - máximo 15 puntos

3.3. Migraña mixta tensional

En ocasiones puede resultar difícil distinguir entre los dolores de cabeza tensionales y las migrañas. Los dolores de cabeza tensionales suelen ser bilaterales, de intensidad entre suaves y severo, no suelen estar asociados con alteraciones visuales, nauseas o vómitos. Mientras que el tipo de dolor fuerte o "severo" generalmente unilateral y asociado con nauseas, vómitos y sensibilidad a la luz y al sonido es característico de la migraña. La actividad física no agrava el dolor de la cefalea tensional, mientras que sí lo agrava en la migraña.

Es frecuente que se produzca la combinación de ambos tipos de cefaleas primarias (migraña y cefalea tensional). Los tratamientos específicos para las crisis de migraña (triptanes o ergotamina) no son útiles en cefaleas tensionales. Esto es muy importante ya que las personas que sufren la combinación de migrañas y cefalea tensional suelen hacer un uso abusivo de analgésicos que conduce a la denominada cefalea crónica diaria. Algunas personas consumen excesivas cantidades de medicamentos con ergotamina. En estos casos, cuando se deja de tomar la ergotamina se experimenta dolores de cabeza de rebote. Los medicamentos con triptanos, utilizados en exceso, predisponen a desarrollar el síndrome de cefalea crónica, por adicción a los medicamentos.

Los puntos generales para el tratamiento de la migraña mixta con auriuloterapia son los siguientes:

1. Nervio occipital menor
2. Shenmen
3. Occipucio
4. Frente
5. Temporal
6. Cerebro
7. Punto tálamo
8. Punto Simpático
9. Maestro cerebral
10. Punto tranquilizador (Valium)
11. Omoplato
12. Maestro del hombro
13. Cuello/Región cervical
14. Riñón

Ante un episodio de dolor de cabeza se complementará con los siguientes puntos:

1. Ápice de la oreja
2. Maestro Sensorial
3. Nervio Vago
4. Ansiedad

Entre episodios de dolor de cabeza se complementará con los puntos:
1. Relajación muscular
2. Punto cero
3. Agresividad
4. Hígado-frustración

4 EXPLICACIÓN Y LOCALIZACIÓN DE LOS PUNTOS

4.1. Agresividad (miedo, angustia)

Sus indicaciones son agresividad, irritación, frustración, angustia, miedo. La angustia está relacionada con el miedo y la incertidumbre.

Angustia, miedo y agresividad son estados psicológicos que frecuentemente originan efectos somáticos, como son las cefaleas, que es lo que nos ocupa en esta monografía

Localización:

Se encuentra en el lóbulo, por encima del punto dientes y por debajo de la incisura intertrágica. EL punto agresión se corresponde con la amígdala. La amígdala es una parte del sistema límbico del cerebro, que regula la agresividad.

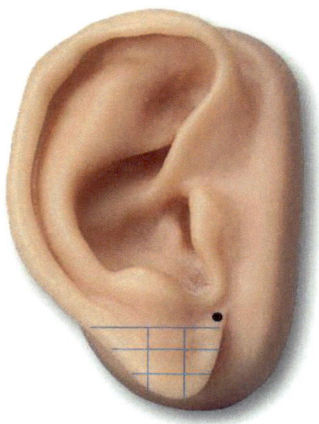

Punto agresividad

4.2. Ansiedad

Este punto sirve para mejorar el estado nervioso. Es ansiolítico y tranquilizante. Es un punto útil para tratar el dolor severo, especialmente en la cabeza

Localización:

Se encuentra en el cuadrante inferior interior del lóbulo

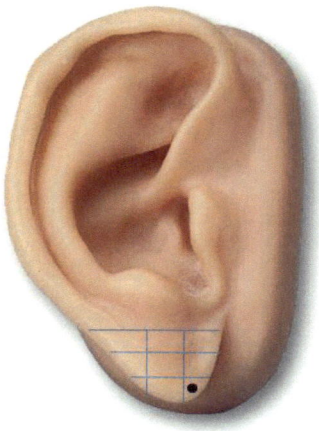

Punto ansiedad

4.3. Ápice de la oreja

Este es un punto muy útil para tratar la inflamación y el color. Particularmente, es interesante para calmar los dolores y/o inflamaciones intensos. Por lo tanto, es muy útil para las cefaleas y las crisis de migrañas.

Localización:

El punto ápice de la oreja es el punto más elevado del hélix

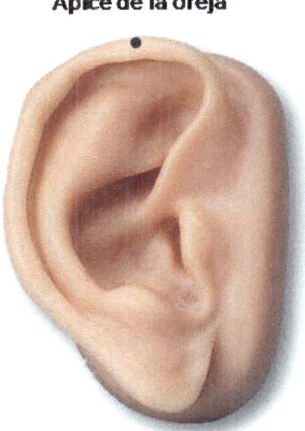

Ápice de la oreja

4.4. Articulación del hombro

Este músculo es adecuado para tratar trastornos y dolor del hombro y de los músculos deltoides

Localización:

Se encuentra en la escafa, a la altura de la prolongación de la raíz del hélix.

Articulación del hombro

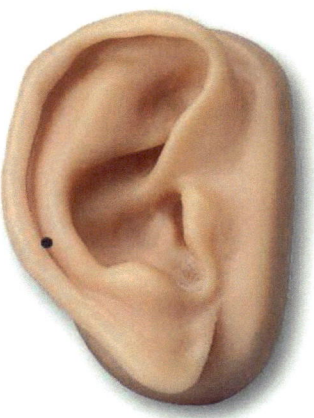

4.5. Cerebro

El punto cerebro es útil para tratar el dolor de cabeza agudo o crónico, incluyendo la migraña.

También es útil para equilibrar las emociones, mejorar la memoria, el insomnio y reduce el mareo.

También se ha observado que este punto tiene efecto sobre el sistema endocrino, pues está relacionado con la glándula pituitaria. Por lo que es útil ante cefaleas y migrañas relacionadas con el equilibrio hormonal, problemas menstruales, asma, etc. No estimular este punto en mujeres embarazadas.

Localización:

Se encuentra en la cresta del antitrago, poco antes del final de este, cerca del nacimiento del antehélix.

Punto cerebro

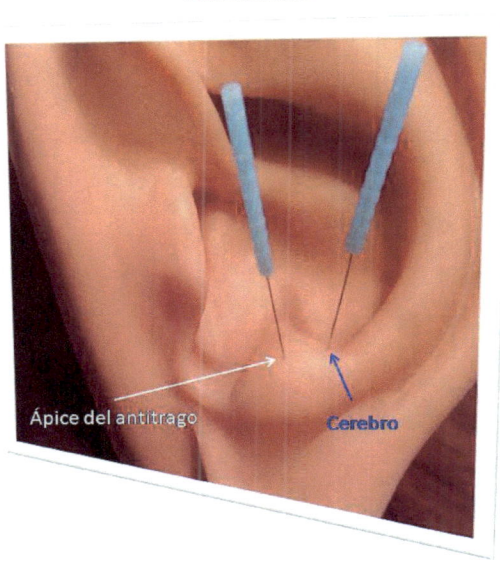

4.6. Cuello / Región cervical

Mejora el movimiento de los músculos del cuello, cuando se tensan, incrementando su flexibilidad.

Localización:

La región que comprende las vértebras cervicales se encuentra al inicio del antihélix.

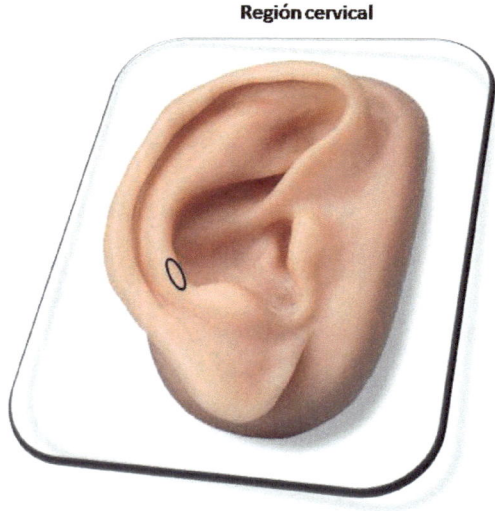

Región cervical

4.7. Estómago

Trata trastornos relacionados con la digestión: alteración del apetito, diarrea, indigestión, vómitos, nauseas, úlceras gástricas, gastritis. Además alivia odontalgias, cefaleas y estrés.

Localización:

Se localiza en la cresta de las conchas, justo a continuación del punto cero

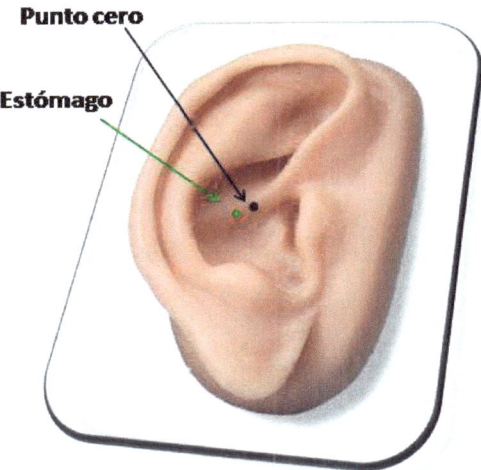

4.8. Estreñimiento

Este punto es útil para tratar el estreñimiento o constipación, así como la indigestión.

Localización:

Se encuentra en la fosa triangular, justo al lado de la rama inferior del antihélix, a dos tercios del vértice de la fosa triangular.

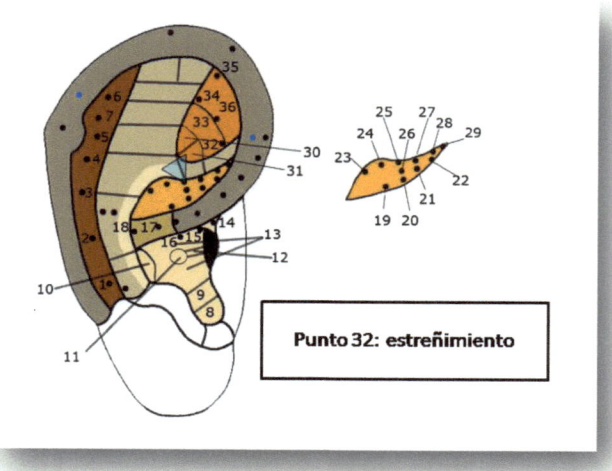

Punto 32: estreñimiento

4.9. Frente

Este punto nos interesa por su utilidad para tratar la ansiedad, y problemas de sueño.

Utilizado para la jaqueca frontal, sinusitis, rinitis, resfriado común, pesadez de cabeza, preocupación, ansiedad, problemas de visión, sueño no reparador, mareo, alta presión sanguínea, epilepsia, letargo, depresión.

Localización:

En la parte anterior del antitrago, en el tercio más próximo a la incisura intertrágica.

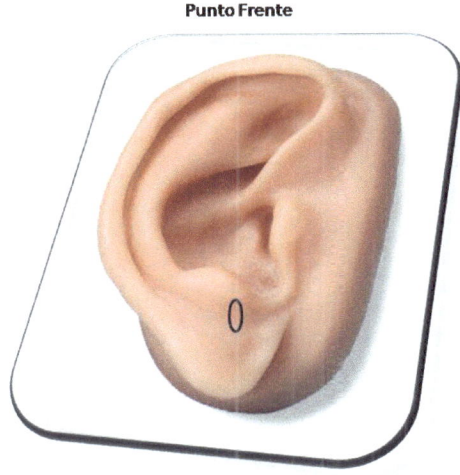

Punto Frente

4.10. Hígado / frustración

El Hígado (según la Medicina Tradicional China) almacena la sangre, asegura un flujo suave del Qi, controla los tendones, se manifiesta en las uñas, abre los ojos y controla las lágrimas. Trata trastornos menstruales, ira, irritabilidad, frustración, dolor de tendones o ligamentos, problemas de visión; ojos secos, con ardor o picazón; cuerpos flotantes (mosquitas), miopía, ojos secos o llorosos. Trata las nauseas, vómitos, reflujo ácido y eructos del hígado que invade el estómago.

Localización:

Se encuentra en torno a la cresta de las conchas. Es una pequeña región que abarca parte de la concha cimba y parte de la concha cava.,

Hígado

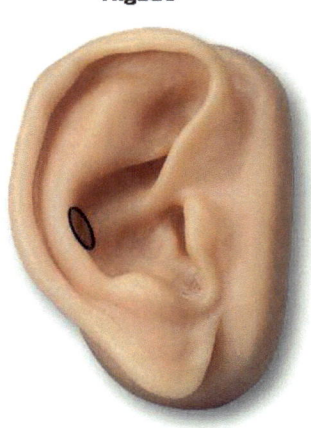

4.11. Intestino grueso

Sus indicaciones principales son diarrea yu estreñimiento o constipación. Por su relación con el Pulmón (pareja Zang fu según la medicina tradicional china), comparte utilidad con problemas cutáneos, y respiratorios. Es un punto, en ocasiones, muy útil para tratar migrañas, cefaleas y problemas crónicos.

Localización:

Se encuentra en la concha cimba. Sobre el lado superior de la raíz del hélix, en la vertical del punto recto.

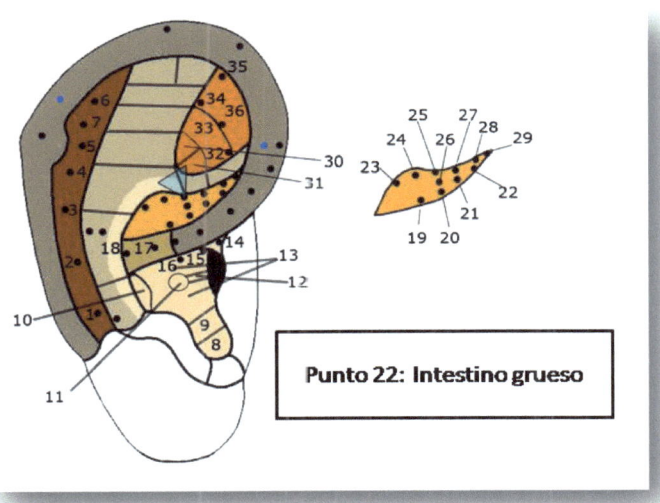

Punto 22: Intestino grueso

4.12. Maestro cerebral

Este punto es reflejo del lóbulo prefrontal del cerebro, que es la región de la corteza cerebral que toma decisiones e inicia acciones conscientes. Este punto es útil para disminuir la ansiedad nerviosa, miedo, debilidad, preocupación sueño con pesadillas, memoria escasa, trastornos obsesivo-compulsivos, trastornos psicosomáticos, y el pensamiento pesimista negativo que lo acompaña. Así como emociones del tipo resentimiento, obstinación, enojo e ira reprimidos, frustración y agresividad.

Localización:

Se localiza en el lóbulo. En el cuadrante central del lado interior del lóbulo.

Punto Maestro cerebral

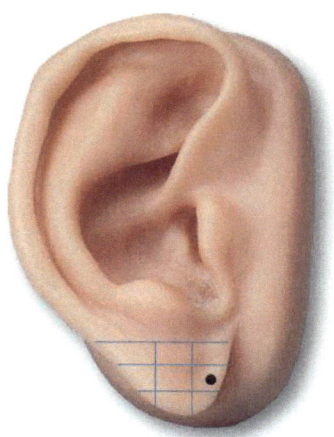

4.13. Maestro del hombro (Ganglio estrellado),

Este punto está indicado para el dolor de cabeza unilateral, neuralgia del cuello, latigazo, dolor de hombro, nauseas.

Localización:

El punto maestro del hombro se encuentra en la escafa entre el punto articulación del hombro y el punto omoplato, entre las vértebras C7 y T1

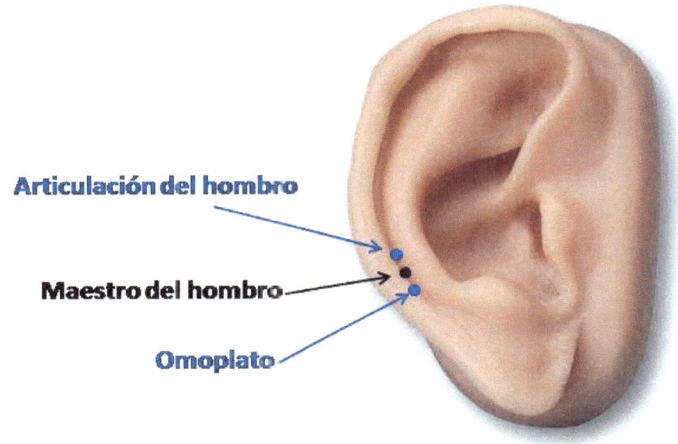

4.14. Maestro sensorial

Relacionado con la parte sensorial de la corteza cerebral.

Alivia el dolor, mejora los problemas de percepción sensorial (vista), nauseas.

Localización:

En el cuadrante central del lóbulo

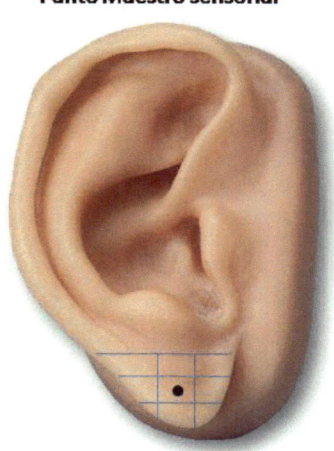

Punto Maestro sensorial

4.15. Nervio occipital menor (nervio occipital inferior, corriente de viento)

Es un punto interesante para tratar el dolor, la migraña, dolor de cuello, parálisis en un lado del cuerpo, neuralgias, entumecimiento, espondilopatías, mareos. Es un punto calmante. Es útil para situaciones de ansiedad.

Localización:

Se encuentra en la cara interna del hélix, sobre el tubérculo del hélix

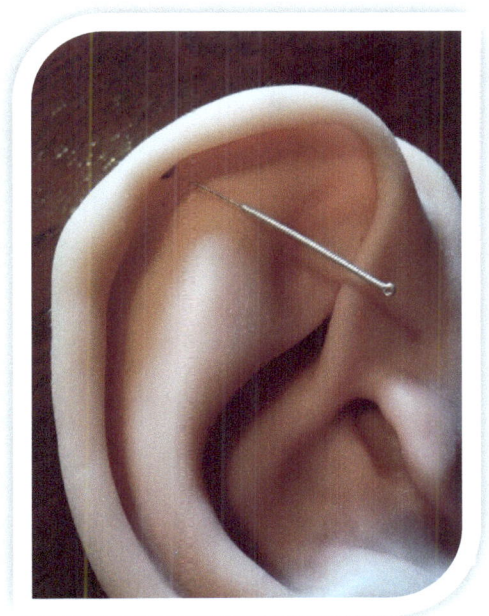

4.16. Nervio vago

Actúa sobre el sistema nervioso parasimpático.

Hiperhidrosis, arritmias, problemas intestinales y urinarios, diarrea, nauseas, ansiedad

Localización:

Se localiza en el borde del orificio del conducto auditivo por encima y en la vertical de Sanjiao

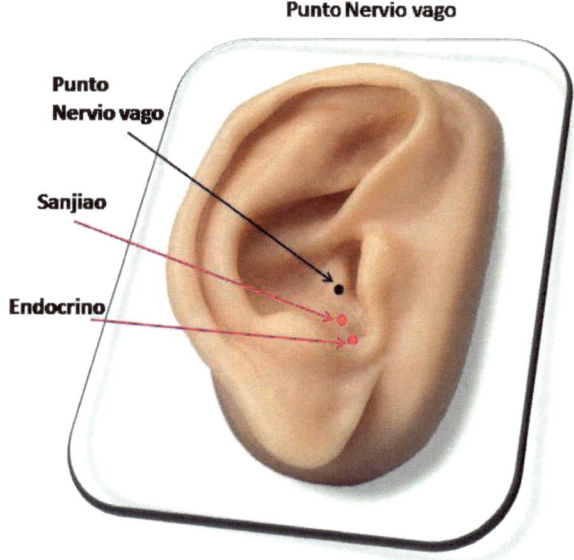

4.17. Occipucio

Este punto es útil ante cefaleas occipitales y cefaleas tensionales. Espasmos faciales, rigidez de cuello, mareos, cinetosis, vértigo, insomnio. Este punto además calma la mente.

Localización:

Se localiza en la cara externa del antitrago, en el extremo externo (cerca del antihélix).

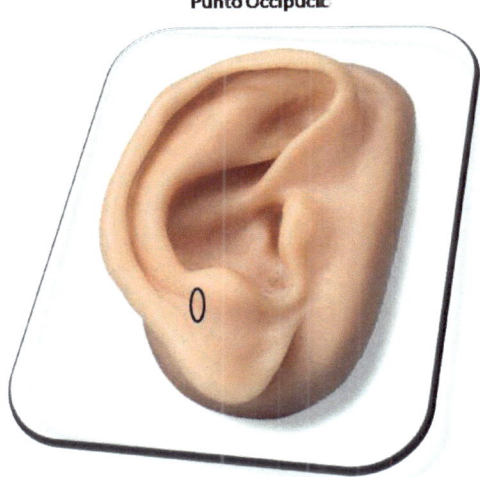

Punto Occipucio

4.18. Omoplato /escápula / clavícula

Indicaciones: dolor o trastorno en el entorno de la escápula

Localización:
Se encuentra en la parte inferior de la escafa.

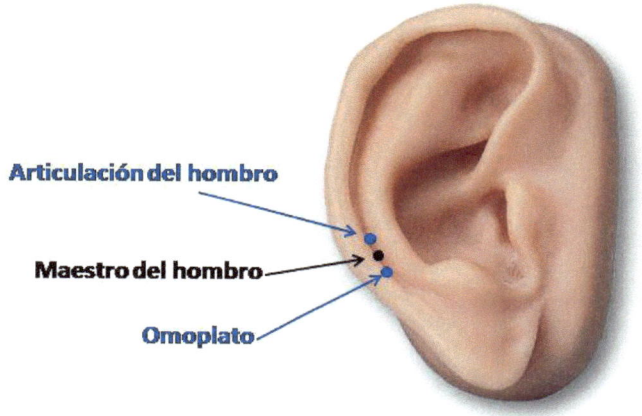

4.19. Pulmón

En el caso que nos ocupa en esta monografía. Los Pulmones nos interesan porque son el órgano (Zang) pareja del Intestino grueso. Y, según la Medicina Tradicional China, refuerza el efecto del estímulo del Intestino grueso.

Localización:

En la concha cava. En la vertical del punto cero, sobre y por debajo del Corazón.

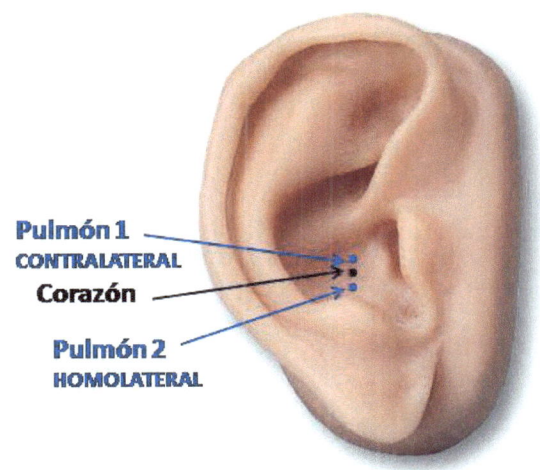

4.20. Punto Cero

Favorece el equilibrio homeostático: equilibra la energía, las hormonas y la actividad cerebral.

Potencia las acciones de otros los otros puntos del tratamiento.

Localización:

El punto cero se encuentra justo donde la raíz del hélix se junta con la cresta de las conchas

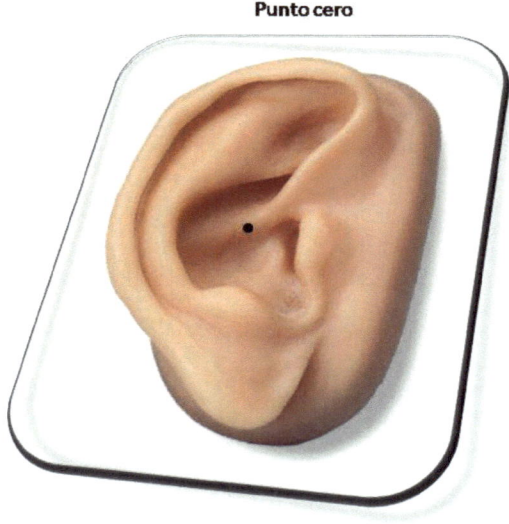

Punto cero

4.21. Relajación muscular

Este es un punto muy efectivo para disminuir la tensión muscular. Muy útil para situaciones de dolor y estrés

Localización:

Se encuentra en la concha cava, en la cara inferior de la cresta de las conchas y en su punto medio

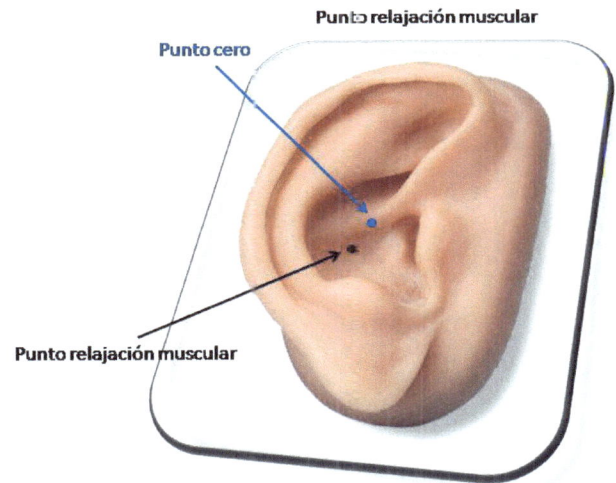

4.22. Riñón

El Riñón (según la Medicina Tradicional China) es responsable del buen funcionamiento del Sistema Nervioso Central y cerebro. Y por lo tanto, lo tendremos en cuenta tanto al tratar un episodio de migraña, como al tratar los períodos entre episodios.

Localización:

Se localiza en la concha cimba, pegado a la cara inferior del antihélix. A la altura de la proyección del vértice de la fosa triangular.

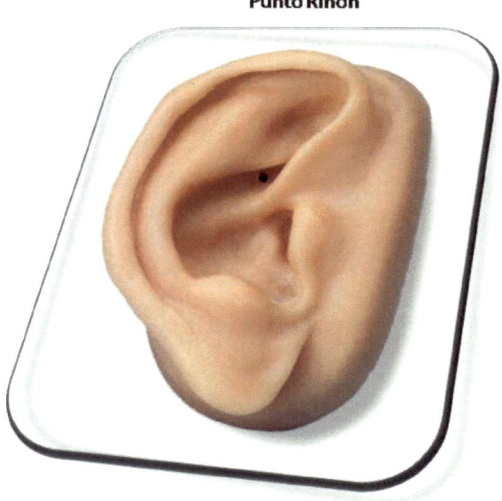

Punto Riñón

4.23. Shenmen

Es un punto clave para aliviar el dolor.

Ayuda a todos los demás puntos auriculares a funcionar mejor.

Tranquiliza la mente y reduce la sensibilidad excesiva al dolor. Por este motivo es útil para tratar tanto la crisis de migraña, como para los tratamientos entre crisis.

Localización:

Se encuentra en la mitad externa del tercio inferior de la fosa triangular.

Punto Shenmen

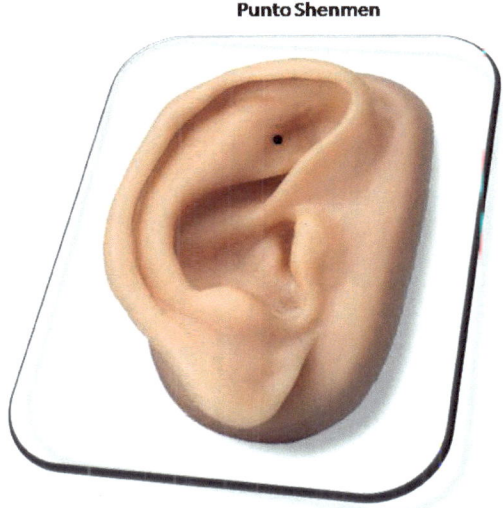

4.24. Simpático (Punto Autónomo Simpático)

Este punto equilibra la actividad del sistema nervioso simpático y parasimpático. Por lo que es útil para tratar desequilibrios internos, que pueden ocasionar malfuncionamiento de los órganos internos. Utilizado para el dolor en los órganos abdominales y espasmos en los músculos lisos; asma; afecta el equilibrio; mejora la circulación de la sangre al producir vasodilatación; utilizado para la flebitis, vasculitis de Raynaud, trastornos de la salud relacionados con el estrés; reduce la secreción ácida gástrica.

Este punto nos interesa en esta ocasión por su efecto relajante y amortiguador de las situaciones de estrés.

Localización:

Se encuentra en la parte inferior de la pared interior del hélix, donde acaba la rama inferior del antihélix. Si se aplica una aguja, ésta debe colocarse paralela a la rama inferior del antihélix.

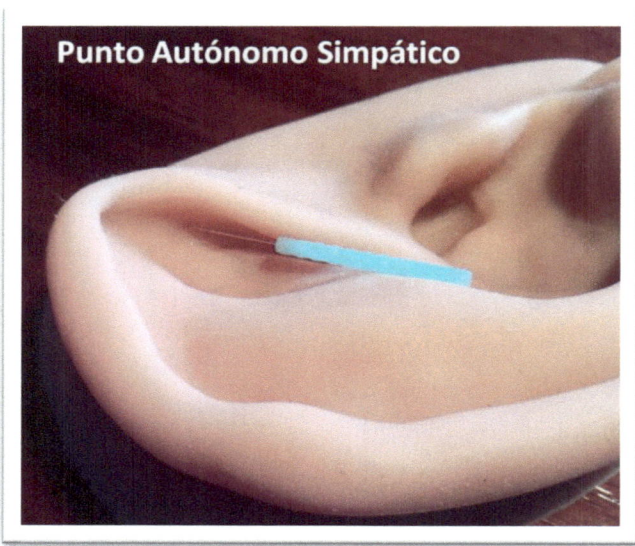

4.25. Tálamo

Importante efecto analgésico. Actúa sobre alteraciones del Sistema Nervioso Central y regula la actividad del córtex cerebral

Según la Medicina Tradicional China, el tálamo aporta Qi al Riñón.

Este punto es útil tanto para los tratamientos durante la crisis de migraña como entre crisis.

Regula el exceso de emoción: ansiedad, depresión y esquizofrenia; restaura la tranquilidad; reduce el dolor crónico; tonifica el cerebro y calma la mente; utilizado para la desintoxicación de drogas; metabolismo del agua, funciones de los órganos internos.

No estimular este punto en mujeres embarazadas.

Localización:

En el vértice interior del antitrago

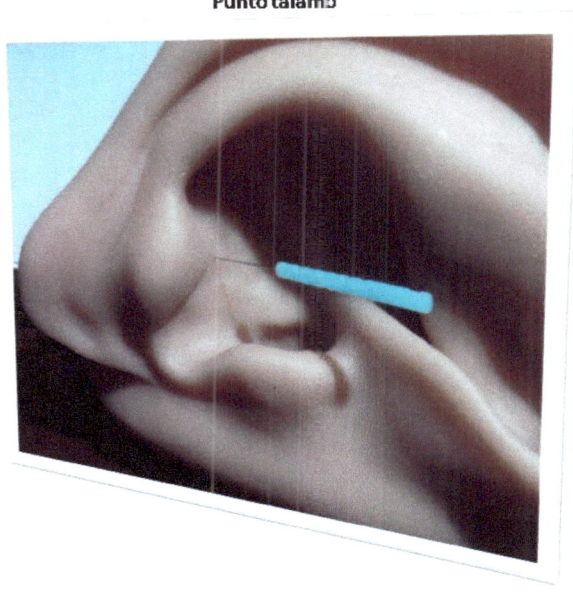

Punto tálamo

4.26. Temporal / sien

Calma la mente. Alivia las cefaleas de la región temporal y la migraña. Este punto también se tendrá en cuenta en los tratamientos entre dos episodios de migraña. Además, es útil para tratar los acufenos, la mala circulación de la sangre en la cabeza. Y, mejora la visión y la audición.

Localización:

La región temporal se encuentra en la región central de la cara exterior del antitrago

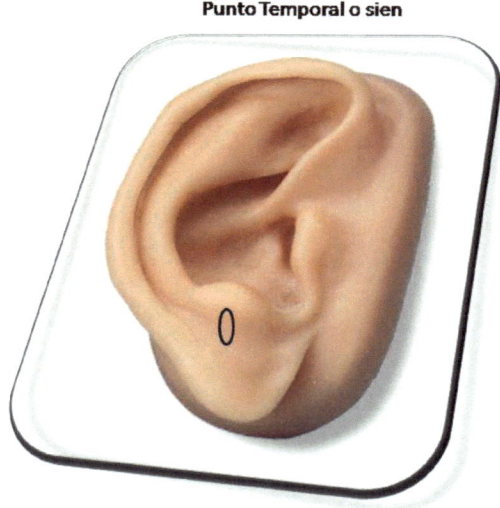

Punto Temporal o sien

4.27. Tiempo atmosférico

Este punto es importante cuando los síntomas se acentúan coincidiendo con un cambio de tiempo atmosférico, como cefaleas o dolores en general e insomnio.

Localización:

En la región ascendente del hélix, sobre el punto genitales externos (según cartografía europea).

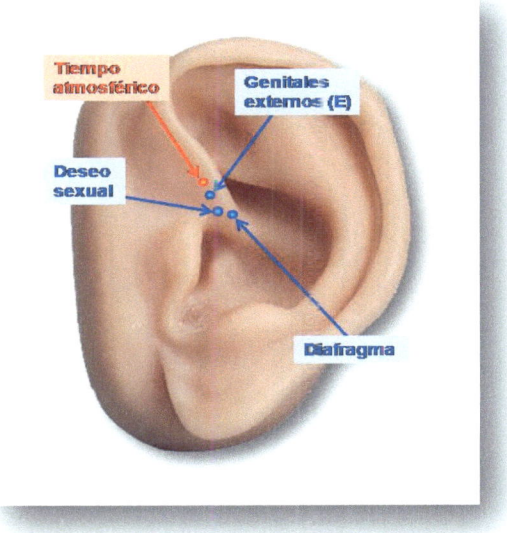

4.28. Tranquilizador / punto análogo al Valium

Este es un punto maestro que produce un efecto de sedación general, facilita la relajación general y reduce la ansiedad. Además reduce la presión sanguínea elevada. Es útil para el insomnio y el estrés crónico.

Localización:

En el trago, cerca de donde se une a la cara, entre los puntos de referencia 9 y 10. Punto de referencia 9 es la prominencia inferior del trago. El punto de referencia 10 es el punto más bajo de la incisura intertrágica.

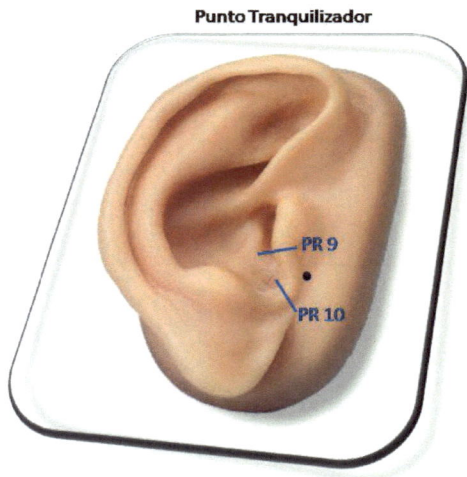

Punto Tranquilizador

5 OTRAS PUBLICACIONES DE MARÍA ISABEL MAYORDOMO

Libros

- Mayordomo Giner M.I. et al. De la biotecnología a la clonación ¿esperanza o amenaza?. Ed. Diálogo Colección Tábano (2003).

- Mayordomo Giner M.I. Auriculoterapia. Ed. El autor. (Segunda edición 2018).

- Mayordomo Giner M.I. Auriculoterapia y nutrición. Ed. El autor. (2018).

- Mayordomo Giner M.I. Auriculoterapia para fortalecer el sistema inmunitario. Colección Monografías de Auriculoterapia (2020).

- Mayordomo Giner M.I. Dietoterapia energética china. Ed. Amazón. (2021).

Los libros se pueden adquirir en la web: www.centroimg.es

Revistas científicas

- Mayordomo M.I., Randez-Gil F y Prieto J.A. (2000) Isolation, purification and characterization of a cold-active lipase from *Aspergillus nidulans*. Journal of Agricultural and Food Chemistry. 48: 105-109.

- Mayordomo M.I. y Sanz P. (2001) Hexokinase PII: structural analysis and glucose signalling in the yeast *Saccharomyces cerevisiae*. Yeast 18 (10): 923-930.

- Mayordomo M.I. y Sanz P. (2001) Human pancreatic glucokinase (GlkB) complements the glucose signalling defect of *Saccharomyces cerevisiae hxk2* mutants. Yeast 18(14): 1309-1316.

- Mayordomo M.I. y Sanz P. (2002) The *Saccharomyces cervisiae* 14-3-3 protein Bmh2 is required for regulation of the phosphorylation status of Fin1, a novel intermediate filament protein. Biochemical Journal 365: 51-56.

- Mayordomo M.I., Estruch F. y Sanz P. (2002) Convergence of the TOR and Snf1 protein kinase pathways in the regulation of the subcellular localization of Msn2, a transcriptional activator of STRE (Stress Response Element)-regulated genes. The Journal of Biological Quemistry 277 (38): 35650-35656.

- Mayordomo M.I., Regelmann J., Horak J. y Sanz P. (2003) *Saccharomyces cerevisie* 14-3-3 protein Bmh1 and Bmh2 participate in the process of catabolite inactivacion of maltose permease. FEBS Letters 544: 160-164.

Revistas de divulgación

- Mayordomo M.I. Salud en otoño. Saludterapia (www.saludterapia.es). Noviembre 2016.

- Mayordomo M.I. Las molestias banales que nos amargan la vida. Saludterapia (www.saludterapia.es). Noviembre 2016.

- Mayordomo M.I Relación entre los alimentos y las emociones. Saludterapia. (www.saludterapia.es). Diciembre 2016.

- Mayordomo M.I. Nutrición. Saludterapia. (www.saludterapia.es). Marzo 2017

- Mayordomo M.I. Fitoterapia. Saludterapia. (www.saludterapia.es). Marzo 2017

www.ingramcontent.com/pod-product-compliance
Lightning Source LLC
Chambersburg PA
CBHW040329220526
45473CB00009B/2627